AF454906

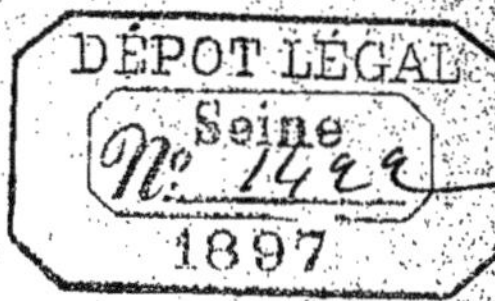

DE L'UTÉRUS DIDELPHE

CONSIDÉRÉ PRINCIPALEMENT DANS SES RAPPORTS AVEC LA GROSSESSE ET L'ACCOUCHEMENT.

A propos d'une observation recueillie à la Maternité dans le service de M. le Dr Budin.

Par Henri CHÉRON,

interne du service.

On entend par utérus didelphe une malformation utérine consistant dans l'existence de deux moitiés d'utérus complètement séparées et indépendantes, munies chacune d'une trompe et d'un ovaire.

Il est important de distinguer l'utérus didelphe des autres malformations utérines. C'est surtout de l'utérus septus ou globularis et de l'utérus bicornis qu'il est important de le séparer.

Dans la première variété, c'est-à-dire, dans l'utérus septus, l'utérus conserve extérieurement sa forme normale globuleuse; ce n'est qu'en l'examinant intérieurement que la malformation utérine peut être reconnue. Cette dernière consiste en un cloisonnement plus ou moins complet de l'utérus et du vagin, cloisonnement total quand il intéresse ces deux organes, cloisonnement incomplet quand il n'intéresse que l'utérus ou même simplement le corps de l'organe, le col excepté (utérus globularis subseptus).

La seconde variété, représentée par l'utérus bicornis, consiste dans la séparation bien complète du corps de l'utérus en deux parties ou cornes, les deux cols se trouvant réunis et accolés.

Notions anatomiques. — L'utérus didelphe considéré au point de vue anatomique se trouve formé par deux utérus situés l'un à côté de l'autre, absolument indépendants et présentant une direction divergente, de telle sorte que leurs grands axes continués viendraient se couper l'un l'autre, en bas et en arrière, au niveau de la partie supérieure du vagin.

Chacun de ces utérus présente à la partie externe de son fond l'insertion d'un ligament rond, celle d'une trompe et celle d'un ligament de l'ovaire.

Les dimensions de chaque utérus peuvent être à peu près égales. Le plus habituellement l'un des deux utérus a subi un arrêt de développement et présente un volume beaucoup moins considérable que l'autre. L'atrésie du canal cervical complique parfois la malformation utérine de l'un d'eux.

Le vagin qui fait suite à l'utérus didelphe est, en général, double et se trouve divisé dans toute son étendue en deux parties latérales par une cloison médiane antéro-postérieure.

Très rarement, le vagin peut ne pas être divisé; nous ne l'avons trouvé unique que dans deux cas (obs. de LAS CASAS et obs. PERSONNELLE). Enfin, il peut faire défaut comme dans le cas de GALABIN cité par GILES.

Les deux vagins présentent également des différences dans leurs dimensions. Le vagin le moins large correspond à l'utérus le moins volumineux. Il existe dans de nombreux cas une oblitération de la partie inférieure du vagin rudimentaire.

Tels sont, en résumé, les caractères anatomiques de l'utérus didelphe.

Exceptionnellement, on peut voir d'autres malformations s'associer à la malformation utérine indépendamment de l'atrésie cervicale ou vaginale que nous avons signalée. Mais ce sont, en général, des malformations incompatibles avec l'existence.

Les plus fréquentes sont celles qui portent sur l'appareil urinaire; par exemple, l'exstrophie de la vessie ou le dédoublement de la vessie et de l'urèthre comme dans le cas de ENGEL, observé chez une accouchée, ou encore des malformations incompatibles avec l'existence, relevées sur des fœtus mort-nés, comme l'imperforation de l'anus (1).

Notions embryogéniques. — La tératologie de l'utérus didelphe peut être expliquée comme celle de toutes les autres malformations utérines par l'embryologie.

A une époque déterminée de la vie embryonnaire, qui s'étend du vingtième au quarantième jour, il existe, à la face externe du germe uro-génital, deux cordons qui descendent accolés l'un à l'autre et forment le cordon génital de Thiersch. Ces deux canaux

(1) Voir observations citées par Lefort dans sa thèse d'agrégation.

sont l'un le canal de Wolf et l'autre le canal de Müller, le premier destiné à fournir le canal excréteur de la glande mâle, l'autre le canal excréteur de la glande femelle. L'existence concomitante de ces deux canaux, constituant une sorte d'hermaphrodisme des canaux excréteurs, n'est que temporaire.

Lorsque l'évolution doit se faire vers le type femelle, le canal de Wolf s'atrophie en grande partie, tandis que le canal de Müller subsiste en totalité.

Dans un trajet descendant jusqu'au niveau du pédicule de l'allantoïde, le canal de Müller se trouve croisé par le ligament de Hunter, étendu de l'extrémité inférieure de l'ovaire à l'orifice interne du canal inguinal.

Chaque canal de Müller se trouve divisé en deux parties distinctes par son entrecroisement avec ce ligament; la partie supérieure constituera la trompe de Fallope, la partie inférieure, le canal utéro-vaginal.

Les deux canaux utéro-vaginaux, primitivement séparés, vont s'accoler l'un à l'autre dans toute leur étendue, puis la cloison de séparation va disparaître, peu à peu, par un phénomène de résorption qui s'effectue de bas en haut, de la vulve vers le fond de l'utérus.

Si le processus qui préside à la formation d'un vagin et d'un utérus unique s'arrête en un de ces points, à la première période, par exemple, qui répond au stade de réunion des canaux de Müller; suivant que le défaut de réunion aura été total ou partiel, l'utérus sera didelphe ou bicorne.

Si l'arrêt de développement ne commence qu'avec l'acte de fusion des canaux de Müller, l'utérus sera globularis. Toutes ces anomalies résident donc dans la persistance des formes embryonnaires qui ne devraient être que passagères.

L'anatomie comparée fournit à l'état normal chacune de ces variétés et parmi elles, celles de l'utérus didelphe que l'on rencontre chez les marsupiaux et les monotrêmes.

Certains embryologistes ont cherché les causes qui président au développement anormal de ces canaux de Müller et à la constitution de ces différentes anomalies.

Pour les uns, le rapprochement des canaux de Müller serait empêché par l'existence d'une bride fibreuse d'épaisseur et de longueur variables, s'étendant de la paroi antérieure du rectum à la paroi postérieure de la vessie.

Ce cloisonnement antéro-postérieur de l'excavation aurait été rencontré dans les cas d'utérus bicorne et d'utérus didelphe.

Pour Thiersch, ce serait l'existence prolongée du corps de Wolff qui viendrait en s'interposant entre les canaux de Müller empêcher leur réunion.

Pendant longtemps, on considéra l'utérus didelphe comme devant être associé, fatalement, à d'autres malformations incompatibles avec l'existence. Aussi admettait-on les idées de Kussmaul et, plus tard, celles de Lefort qui prétendaient que cette malformation ne pouvait se rencontrer que chez des fœtus mort-nés.

Notons pourtant que Lefort, dans sa thèse d'agrégation sur les vices de conformation de l'utérus et du vagin, bien qu'admettant en grande partie les idées de Kussmaul, cite, avec de nombreuses observations d'utérus didelphes, relevées à l'autopsie de fœtus morts à la naissance (1), une observation de Bonnet, avec autopsie : il s'agit d'une femme de 25 ans, présentant des malformations multiples, qui aurait accouché spontanément à sept mois.

En dehors de cette observation qui, du reste, ne paraît pas être un cas bien certain d'utérus didelphe, il faut arriver jusqu'à 1872 époque à laquelle Olivier cite le premier cas bien probant chez l'adulte.

Depuis lors de nombreux cas ont été publiés, surtout à l'étranger. Nous avons pu en réunir trente-huit.

Quelques-uns, c'est le cas le plus rare, ont été trouvés à l'autopsie. Le plus habituellement, c'est chez des femmes enceintes ou en travail, ou bien encore, chez des femmes souffrant d'affections de l'appareil génital que ces observations ont été relevées.

On peut réunir les faits observés en deux groupes bien distincts :

A. Les cas observés pendant la grossesse ou le travail, ou même longtemps après l'accouchement.

B. Les cas relevés à l'occasion d'une affection de l'appareil génital chez des nullipares.

Les premières observations, qui sont au nombre de 18, offrent de l'intérêt à des points de vue divers :

Un intérêt clinique à cause de certains symptômes spéciaux liés à cette malformation.

(1) Les principales observations citées par Lefort sont l'obs. de Saviard 1702, l'obs. plus récente de Fraenkel en 1825, l'observ. de Depaul (pièce offerte au musée Dupuytren N° 341) nov. 1853, — l'obs. de Mayer 1829 — l'obs. de Puech 1857 (*Comptes rendus* de l'Académie des sciences) ; — l'obs. de Wasseige, (*Bulletin* de l'académie royale de Belgique, 1852-1853).

Un intérêt diagnostique, l'exploration d'un utérus didelphe n'étant pas toujours facile surtout quant une malformation vaginale vient se surajouter à la malformation utérine.

Enfin un intérêt tout pratique, résultant de la dystocie fréquente à laquelle expose cette malformation.

Le nombre de faits d'utérus didelphes actuellement connus et que nous avons pu réunir dans ce travail nous semble suffisant pour permettre, par l'analyse seule des observations, une description clinique de cette malformation dans ses rapports avec la gynécologie et l'obstétrique. Mais ici, nous insisterons surtout sur le côté obstétrical de la question, de beaucoup le plus intéressant.

Nous allons examiner maintenant l'utérus didelphe dans ses rapports avec la menstruation, la grossesse et l'accouchement.

Menstruation. — En général, la menstruation tend à s'établir d'une manière tardive. Elle s'accompagne souvent de douleurs présentant les caractères que l'on observe dans la dysménorrhée, d'autres fois ces douleurs revêtent une forme particulière en rapport avec une atrésie du vagin ou de l'utérus du même côté. Dans ce dernier cas les douleurs précèdent le flux menstruel, avec bouffées de chaleur, céphalalgie, symptômes que l'on retrouve dans l'hématométrie ou l'hématocolpos, avec cette différence pourtant qu'ils sont ici moins accusés, le flux menstruel s'écoulant toujours du côté resté libre.

Mais une atrésie portant sur le vagin n'empêche pas fatalement l'écoulement sanguin de ce même côté. Par exemple, on a vu le sang menstruel provenant d'un vagin rudimentaire fermé à sa partie inférieure, se faire jour, exceptionnellement, à travers quelques petits pertuis creusés dans l'épaisseur de la cloison. (obs. de Rossa).

Ce cas rend compte de ce fait étrange, au premier abord, à savoir l'absence d'hématométrie avec vagin en apparence imperforé à sa partie inférieure.

L'écoulement sanguin à chaque menstruation provient des deux muqueuses utérines, les fonctions menstruelles se faisant d'une façon concomitante. Néanmoins dans un cas (obs. d'Engel) l'écoulement menstruel de chaque moitié de l'utérus didelphe avait lieu séparément, commençait en général par le vagin droit et s'arrêtait au bout de deux ou trois jours, pour se continuer par le vagin gauche, pendant un jour et demi.

Mais ce fait, isolé du reste, est en désaccord avec ce que nous observerons plus tard pendant la grossesse et le travail, les deux utérus ayant une tendance à se comporter, au point de vue fonctionnel, comme s'il s'agissait d'un utérus unique non séparé en deux.

Cette loi générale de synergie fonctionnelle explique la rareté de la menstruation pendant la grossesse chez les didelphes. Sur tous les cas relevés par nous, aucune observation ne mentionne la persistance de la fonction menstruelle à ce moment. Néanmoins le fait a été quelquefois relaté dans toutes les malformations utérines, puisque Henderson a pu conseiller de rechercher, avec soin, la malformation utérine dans tous les cas où le flux menstruel persistait pendant la grossesse.

Grossesse. — La fécondation est possible dans la majorité des cas, comme le prouve le grand nombre de grossesses dans l'utérus didelphe.

Les deux utérus peuvent être gravides et les grossesses peuvent évoluer soit toujours dans le même utérus, soit dans les deux successivement, à moins pourtant qu'il existe une malformation d'un côté. Cependant dans deux observations (celles de Tschudy et de Holzabfel où il existait une atrésie des voies génitales d'un côté), on a vu, après l'incision et la dilatation du rétrécissement, la grossesse évoluer dans l'utérus, siège primitif de l'atrésie.

L'imprégnation peut avoir lieu aussi pendant le cours d'une grossesse comme le prouve l'observation de Sotschawa et constituer encore un cas probant en faveur de la superfétation.

La grossesse évolue souvent à terme.

Sur 29 grossesses simples, 24 sont allées jusqu'à terme, tandis que, dans 5 cas, la grossesse a été interrompue.

Nous ne pensons pas que la malformation utérine soit cause, dans aucun cas, de l'avortement ni de l'accouchement prématuré.

Nous avons vu, en faisant l'étude anatomique de l'utérus didelphe que l'une de ses portions présentait souvent un développement moindre. On peut donc supposer que, lorsque la grossesse évolue dans l'utérus de petit volume, elle est exposée à être interrompue.

Il importe de retenir, cependant, que dans quelques cas, l'utérus du plus petit volume étant devenu gravide, la grossesse a pu, néanmoins, aller jusqu'à terme.

Nous avons déjà vu que chaque partie de l'utérus didelphe pouvait devenir gravide quand l'une et l'autre sont, ainsi que les deux vagins, constitués normalement. La gravidité successive des deux utérus a été observée dans 5 cas, tandis que dans 2 cas seulement, les grossesses évoluèrent toujours dans le même utérus.

Quant à l'évolution des grossesses gémellaires dans l'utérus didelphe, il faut en réserver la description, deux cas seulement ayant été publiés, dans lesquels la grossesse fut interrompue dans les premiers mois.

Tandis que l'utérus gravide se développe et présente les modifications habituelles que lui imprime la grossesse, l'utérus non gravide subit à son tour des modifications non moins importantes. La cavité utérine s'agrandit, ses parois s'épaississent et l'utérus tout entier augmente de volume tandis que, de son côté, le col se ramollit dans toute son étendue.

Accouchement. — Dans tous les accouchements qui ont eu lieu, l'expulsion s'est faite par les voies naturelles, excepté dans le cas de Tschudy où la laparotomie a dû être pratiquée.

C'est presque toujours le sommet qui s'est présenté, notons seulement l'observation de Von Ditter dans laquelle la partie fœtale qui se présenta fut le siège.

D'après les observations recueillies, la marche du travail aurait présenté quelques difficultés.

En ce qui concerne la dilatation du col, il n'est à noter qu'un cas où elle n'ait pu s'effectuer normalement. Nous voulons parler du cas de Tschudy dans lequel l'utérus gravide avait été primitivement le siège d'une hématométrie, qui avait été traitée par les moyens habituels.

Le col de cet utérus présentait, au moment du travail, une rigidité et une inextensibilité telles que malgré l'intensité des contractions, la dilatation restait toujours très petite et n'avançait nullement. C'est alors que, craignant une rupture utérine, Tschudy fut obligé de pratiquer l'opération de Porro.

Au moment de l'expulsion, les causes de dystocie ne sont pas rares, elles peuvent être ramenées à deux principales :

1° la gêne qu'apporte l'utérus non gravide augmenté de volume et en rétroversion ;

2° la gêne apportée par la cloison qui résiste au moment de l'expulsion.

Dans le premier cas, l'utérus vide joue, vis-à-vis de l'utérus gravide, le rôle que jouerait une tumeur enclavée dans le petit bassin, un fibrome ou un kyste de l'ovaire, par exemple.

L'obstacle de l'utérus vide en rétroversion a été souvent assez considérable, pour nécessiter une application de forceps, ou la version (obs. de Bénicke et Holzabfel).

Dans le second cas, l'accouchement spontané a eu lieu après réduction de la rétrodéviation de l'utérus vide. (Obs. de Las Casas dos Santos). Enfin, dans un autre cas (Obs. de Tauffer), l'accouchement a pu se terminer seul sans manœuvre d'aucune sorte.

Les cas dans lesquels la cloison constitue le seul obstacle à l'accouchement ne sont également pas rares.

Nous citerons l'observation de Stauch, où la section de la cloison a été absolument nécessaire, le cas de Rossa où la tête, s'engageant dans un vagin rudimentaire, a produit l'éclatement de la cloison pour pouvoir se dégager ; mais assez souvent, la cloison cède et se déchire sous les seuls efforts d'expulsion, comme dans le cas de Von Ditter, par exemple.

Pendant le travail l'utérus vide subit également, à son tour, des modifications diverses. Nous avons déjà vu l'augmentation de volume pendant la grossesse, augmentation qui porte sur toutes ses couches, c'est-à-dire aussi bien sur la couche muqueuse que sur la couche musculaire. En outre, le col de l'utérus vide se ramollit et s'efface en partie et se dilate même à tel point que, pendant le toucher, il est facile d'entrer dans la cavité utérine.

Cette synergie fonctionnelle, qui réunit au point de vue physiologique ces deux utérus, se manifeste encore par l'existence de véritables contractions musculaires dont l'utérus vide est le siège. Il s'ébauche donc un véritable travail dans l'utérus vide, ce dernier devenant dur et résistant pendant les contractions utérines.

C'est surtout dans l'observation que nous avons recueillie à la Maternité que ce fait a été bien constaté. Il est regrettable que nous n'ayons pu trouver d'observations dans lesquelles la grossesse gémellaire ait évolué jusqu'à terme, car il est à présumer que dans ces cas, les difficultés rencontrées au moment de l'accouchement eussent été considérables, si on en juge par celles qu'ont présenté les grossesses gémellaires dans d'autres variétés de malformations utérines.

Délivrance et suites de couches. — Dans le nombre de nos observations, deux fois on dut pratiquer la délivrance artificielle (cas de Rossa et de Benicke), le placenta restant sans se décoller dans la cavité utérine.

Les suites de couches sont normales en général, pourtant elles pourraient présenter quelques complications, étant donnée la fréquence relative de la dystocie dans l'utérus didelphe.

Pendant les jours qui suivent l'accouchement, l'utérus non gravide subit des phénomènes d'évolution utérine comme l'utérus gravide ; et, tandis que des modifications s'accomplissent du côté de la musculature, la muqueuse de l'organe se détache et tombe comme une caduque ; ce phénomène a été souvent relevé dans les observations, entre autres, dans l'observation de STRAUCH et dans l'observation de TAUFFER.

Diagnostic. — A la vue, l'abdomen développé comme dans une grossesse à terme présente un aspect variable suivant la situation de l'utérus gravide. Ce dernier peut occuper la ligne médiane ou au contraire, présenter une obliquité qui porte son fond en haut et en dehors.

Dans le premier cas, l'utérus gravide occupe toute la cavité abdominale, tandis que l'utérus vide, étant en rétroversion, occupe l'excavation du petit bassin. Dans le second cas, les deux utérus s'élèvent ensemble dans la cavité abdominale et occupent chacun une des parties latérales de l'abdomen. Mais, à cause de son faible volume, l'utérus vide reste caché à la simple inspection du ventre.

Par le palper, au contraire, il est facile de le sentir sur un des côtés de l'utérus gravide, où il forme un globe dur, résistant, arrondi, rappelant absolument la forme de l'utérus normal, caractères qui doivent le faire distinguer d'une tumeur.

Par l'examen des parties génitales et par le toucher, on peut se rendre compte de la malformation utérine avec toutes les particularités qui l'accompagnent.

Au point de vue du diagnostic, il est utile de distinguer les cas dans lesquels les vagins restent bien développés et ne sont pas, l'un ou l'autre, le siège d'un rétrécissement congénital, de ceux dans lesquels un des vagins est fermé à sa partie inférieure. Dans la première catégorie de faits, le diagnostic est beaucoup plus aisé et peut être porté, même pendant la grossesse et le travail. Le toucher pratiqué à ce moment, permet d'arriver sur deux cols, l'un appartenant à l'utérus vide, l'autre à l'utérus gravide. Le plus habituellement, pendant le travail, la cavité utérine du côté sain est perméable et il est facile d'y pénétrer. La malformation utérine sera donc reconnue, dans ce cas, et, en examinant avec le plus grand soin, il deviendra quelquefois possible de préciser la variété de malformation utérine.

L'utérus didelphe ne peut être confondu à cette époque qu'avec deux seules autres malformations : l'utérus septus et l'utérus bicornis.

*

Mais, tandis que, dans ces deux variétés, l'utérus vide subit, dans la cavité abdominale, un mouvement d'élévation qui l'entraîne, accolé à l'utérus gravide dont il est relativement peu indépendant, dans l'utérus didelphe au contraire, l'utérus vide, à cause de l'indépendance considérable dont il jouit, reste, soit au-dessus de la symphyse pubienne qu'il déborde légèrement, soit au contraire en rétroversion dans le petit bassin.

C'est seulement pendant les suites de couches que le diagnostic d'utérus didelphe pourra être affirmé. Dans ce cas, on trouve, dans la cavité abdominale, les deux utérus dont les axes sont tous deux obliques, les fonds de ces organes regardant en haut et en dehors. Par le palper, on reconnaît deux utérus bien indépendants que la main peut séparer l'un de l'autre en longeant leur bord interne.

Par le toucher et le palper combinés, on s'assure de l'indépendance complète des deux utérus en longeant le bord interne du col; le doigt vaginal arrive au contact de la main qui pratique le palper et s'assure ainsi qu'aucune communication ne relie les utérus au niveau de leur bord interne.

Quand il existe une malformation du côté d'un des vagins, consistant dans un rétrécissement de sa partie inférieure, le diagnostic peut souvent présenter de sérieuses difficultés.

On peut distinguer les cas dans lesquels le produit de la conception est situé dans l'utérus correspondant au vagin fermé, de ceux dans lesquels il est situé du côté du vagin libre.

C'est dans cette dernière catégorie de faits que l'utérus vide, sur lequel le toucher pratiqué par le vagin perméable ne peut arriver qu'indirectement, peut être pris pour une tumeur.

La première catégorie de faits absolument exceptionnels peut donner lieu à d'autres erreurs. Le cas de Rossa nous en fournit la preuve. Dans cette observation, le vagin droit rudimentaire, fermé à sa partie inférieure, avait été méconnu. Par le vagin gauche perméable on ne sentait, de ce côté, que l'utérus non gravide; par le palper, on avait senti la présence d'un fœtus de sept mois environ; on en avait conclu par erreur qu'il s'agissait d'une grossesse tubaire. (Voir les détails, Obs. de Rossa.)

Conduite à tenir. — Ce que nous avons dit au sujet de l'accouchement nous permet d'abréger tout ce qui est relatif à la conduite à tenir.

Dans trois cas, l'intervention active a été nécessaire. Ce sont les cas de Benicke, où il a fallu intervenir par une application de forceps ; celui de HOLZABFEL, par la version, enfin celui de TSCHUDY par l'opération du PORRO.

Dans les deux premiers cas, l'obstacle à l'accouchement résidait dans la rétroversion de l'utérus vide ; ce dernier s'enclavant dans le petit bassin empêchait la descente de la partie fœtale. Nous avons déjà signalé les moyens que l'on pourrait employer et qui sont représentés d'abord, par la réduction de la rétroversion de l'utérus vide ou, quand cette manœuvre échoue, par le forceps ou la version.

Ce qu'il y a de relatif à la cloison ne doit pas nous arrêter longtemps, car il ne s'agit pas ici d'une complication propre à l'utérus didelphe, le cloisonnement du vagin appartenant également aux autres variétés de malformations.

Nous rappelons cependant, que deux procédés peuvent être employés : ou la section préalable de la cloison vaginale avant l'accouchement ou bien l'incision faite au moment de l'expulsion, si celle-ci est absolument nécessaire.

I. — OBSERVATIONS D'UTÉRUS DIDELPHE AVEC GROSSESSE.

Dans ces observations, la malformation utérine a pu être constatée dans des circonstances variables, le plus habituellement au moment du travail ou pendant les suites de couches, beaucoup plus rarement en dehors de la gestation, à l'occasion d'une affection de l'appareil génital; enfin, dans des cas moins fréquents, au moment de l'autopsie.

Dans cette série d'observations, c'est intentionnellement que nous ne citerons ni le cas de KUBASSOW ni celui de LITSCHKUS que l'on ne peut considérer comme des cas bien probants d'utérus didelphes (1).

OBSERVATION I (inédite).

Utérus didelphe avec vagin unique. — Grossesse actuelle évoluant dans l'utérus gauche. — Expulsion du produit de la conception à six mois. — Deux grossesses précédentes dans lesquelles le fœtus occupait la moitié droite de l'utérus didelphe.

Multipare âgée de 29 ans. La parturiente eut, à l'âge de trois ans, la variole. A l'âge de 15 ans apparurent ses premières règles. Ces dernières, jusqu'à l'âge de 25 ans, où elle se maria, furent douloureuses, irrégulières et abondantes.

Indépendamment de la grossesse actuelle, elle eut deux autres gros-

(1) (KUBASSOW, 1883. *Arch. f. Path. Anat. et Phys.*, vol. XCII, p. 81). LITSCHKUS. *Wratsch*, 1885, n° 26, *Obst. in Cent. f. Gyn.*, 1885, p. 670.)

sesses. Toutes deux évoluèrent jusqu'à terme et se terminèrent par des accouchements spontanés, en présentation du sommet; les enfants, bien portants, sont actuellement vivants.

Grossesse actuelle. Dernières règles du 15 au 24 novembre 1895. Pendant toute sa grossesse, la malade se plaignait de battements de cœur fréquents. Depuis deux mois environ, elle avait de la céphalalgie intense accompagnée de troubles de la vue; en même temps, les jambes étaient légèrement œdématiées à leur partie inférieure. Le samedi 30 mai, la parturiente, à la suite d'une course un peu longue en omnibus, perdit une petite quantité de sang. Au milieu de caillots, se trouvaient des portions de membranes d'un aspect gris rosé.

Sur les conseils d'une sage-femme, elle se met au lit et y reste jusque dans la journée du mardi; à ce moment, elle est prise d'un violent frisson et se décide à entrer à la Maternité, le lendemain, mercredi. On prend sa température qui est de 38,5; 90 pulsations par minute. Comme elle présentait quelques phénomènes précurseurs des crises d'éclampsie: céphalalgie très intense, troubles de la vue, douleur au niveau du creux épigastrique, l'analyse des urines est faite immédiatement et permet de constater la présence d'une grande quantité d'albumine.

La malade est ensuite examinée au point de vue obstétrical par l'élève de garde; on constate que l'utérus est développé comme dans une grossesse de 6 mois environ. Par le palper, on sent le sommet engagé, le siège au fond de l'utérus, le dos à gauche et en avant, les petits membres en arrière et à droite.

Les bruits du cœur sont entendus à gauche, au-dessous de l'ombilic.

Le toucher fait constater une dilatation de l'orifice utérin égale à trois centimètres environ.

Bientôt, les contractions deviennent plus énergiques; à dix heures du soir, la dilatation est complète; on rompt les membranes et l'expulsion du produit de la conception a lieu aussitôt. L'enfant fait quelques mouvements d'inspiration et succombe. Il pèse 1,100 grammes. La délivrance est faite par quelques tractions exercées sur le cordon, quand le placenta est descendu dans le vagin.

La malformation utérine avait été méconnue par l'élève de garde; ce n'est que quelques minutes aprés l'expulsion, en examinant l'abdomen de la malade, qu'on sentit, par le palper, qu'il existait, en dehors de l'utérus gravide, une masse régulière siégeant à droite, indépendante de l'utérus, sur laquelle le palper seul ne pouvait fournir que des renseignements fort vagues et dont on voulut préciser la nature par le toucher vaginal. Le doigt est introduit d'abord dans le vagin qui ne présente aucune particularité, sans aucune trace de cloison, en aucun point. On arrive sur l'orifice utérin, puis dans la cavité utérine où l'on trouve quelques caillots que l'on retire. A droite de cet orifice utérin, le doigt pénètre dans un autre orifice auquel succède une seconde cavité, présentant tous les caractères de la cavité utérine et dans laquelle se trouvent quelques petits caillots sur une caduque prête à être expulsée. Cette dernière, amenée au dehors, présente tous les caractères d'une muqueuse utérine hypertrophiée et saine.

Il existe donc deux utérus; l'un dans lequel s'était développé l'œuf et qui répondait au globe dur et résistant qui se trouvait dans la fosse iliaque gauche, l'autre répondant à la masse située dans la fosse iliaque droite : c'était l'utérus vide.

Il s'agissait de préciser, avec soin, par le toucher bi-manuel les connexions qui reliaient ces deux utérus pour définir exactement la variété de malformation. Dans ce but, l'index qui est introduit dans le vagin vient se placer entre les deux cols et cherche à venir en contact avec l'autre main qui est posée sur l'abdomen et qui s'avance en cotoyant les bords internes des deux utérus jusqu'à la partie inférieure de l'organe. La main qui palpe se met alors en contact avec le doigt vaginal et il est facile de voir qu'il n'existe aucune connexion entre les deux utérus. Ces deux derniers sont donc absolument indépendants. Dans ce cas, il s'agit bien réellement d'un utérus didelphe.

Interrogeant la malade à nouveau pour savoir si le produit de la conception avait toujours occupé ce même utérus dans les autres grossesses, nous recueillons les détails suivants : dans les deux grossesses précédentes, le produit de la conception occupait l'utérus droit; l'utérus vide était alors dans la fosse iliaque gauche sous la forme d'une tumeur qui durcissait au moment des contractions. Ces contractions étaient surtout manifestes au moment du travail où l'utérus droit se contractait en même temps que le gauche.

Il résulte donc, de ce fait, que les deux utérus furent successivement gravides et que la grossesse qui évolua dans l'utérus gauche ne put aller à terme.

Comme le démontre l'interrogatoire, l'avortement fut causé par une fatigue excessive résultant d'une course prolongée en omnibus ; la malformation utérine n'est donc pour rien dans la cause de l'avortement, l'utérus, du reste, semblait avoir une constitution parfaitement normale.

Les suites de couches évoluèrent sans présenter aucune particularité. La température revient à 37° le lendemain de l'accouchement. Sous l'influence du régime lacté absolu, l'albumine et l'œdème disparurent en quelques jours.

En examinant la malade le douzième jour après l'accouchement, on put constater à nouveau tous les caractères que nous avons indiqués précédemment et que l'involution des deux utérus s'était faite d'une façon normale.

Observation II (*Olivier*).

(*Gazette médicale de Paris*, 1872, page 163.)

Femme entrée à Lariboisière en 1869, âgée de 42 ans.

Mariée à 25 ans, cette femme a eu cinq enfants. Les quatre premiers accouchements furent très réguliers, mais au cinquième, on dut faire une application de forceps.

Au moment de son admission à l'hôpital, elle prétendait être enceinte de 8 mois.

Quinze jours après, elle accouchait sans difficulté, après avoir eu trois attaques d'éclampsie.

Trois mois après, elle mourait de cirrhose du foie.

Autopsie.

On constata deux utérus absolument séparés l'un de l'autre par un espace comblé par les anses intestinales. Le corps de l'utérus gauche offre une différence frappante avec le corps de l'utérus droit qui est beaucoup plus petit.

Le col du côté gauche présente un orifice externe déformé ; celui du col droit présente les caractères du col vierge.

A l'angle externe de chaque utérus existe l'insertion de la trompe du ligament rond et du ligament de l'ovaire.

Le vagin est divisé en deux parties par une cloison médiane complète.

Observation III (*Benicke*).

(*Zeits. f. Geb. u. Gyn.* 1877, vol. I, p. 366.)

Grossesse menée à terme, développée dans l'utérus gauche. — Rétroversion de l'utérus droit empêchant l'engagement de la tête, nécessitant une application de forceps. — Bassin rétréci. — Délivrance artificielle.

La parturiente 28 ans, primipare, est examinée par Bénicke au moment du travail. On constate que l'utérus bien développé comme dans une grossesse à terme, est situé sur la ligne médiane ; on entend les bruits du cœur fœtal à droite.

Par le palper, on sent à travers les parois utérines, le fœtus dont le sommet repose sur le détroit supérieur, le siège occupe le fond de l'organe ; le dos est perçu directement à droite.

Il est absolument impossible de sentir l'utérus non gravide.

Au toucher, on constate que le vagin est divisé en 2 conduits par une cloison verticale, celui du côté droit un peu plus étroit. Au fond du vagin gauche est un col presque complètement dilaté. La partie supérieure de la cloison est fortement repoussée à droite par le sommet qui se présente en O. I. D. T. et sur lequel se trouve une grosse bosse séro-sanguine. Le vagin droit conduit à un col dont l'orifice externe, circulaire permet l'introduction d'un hystéromètre qui pénètre à 11 centimètres. En outre, en arrière et à droite de l'utérus gravide, le doigt vaginal arrive vers le fond de l'utérus non gravide qui est en rétroversion. Cette disposition explique comment il était impossible de le sentir par le palper. Le bassin est rétréci. Les douleurs étant très faibles, on est obligé de pratiquer une application de forceps et on extrait un enfant vivant. Il se produit ensuite une hémorrhagie qui nécessite la délivrance artificielle.

Après la délivrance, et toujours sous le chloroforme, on constate, par le toucher combiné au palper, l'indépendance absolue des deux vagins et des deux utérus ; le périnée est intact mais la cloison inter-vaginale est légèrement entamée.

Au treizième jour après l'accouchement, l'utérus gauche mesure 7 centimètres de long, le droit 8 centimètres. Ce dernier est en rétroversion.

Observation IV (*Sotschawa*).

(*Moskowsk. Med. Gaz.* 1878, n° 25. — *Abst. in Cent. f. Gyn.*, 1879, n° 6, p. 152.)

Multipare de 26 ans. Dans ses antécédents, on relève deux grossesses, l'une terminée par un avortement, la seconde par la naissance à terme d'un enfant vivant. La malade vient consulter Sotschawa à cause d'une hémorrhagie. Ce dernier constate l'existence de deux vagins complètement séparés par une cloison et d'égale dimension. En outre deux utérus complètement séparés et tous deux gravides. L'avortement eut lieu et la malade expulsa un fœtus de trois mois et un embryon de six semaines.

Cette observation est intéressante, car elle peut être considérée comme un cas fort net de superfétation.

Observation V (*Dirner*).

(*Arch. f. Gynak*, vol. XXII, 1884, p. 463. — *Arch. f. Gyn.*, 1884. vol. 22, p. 463.)

Incontinence d'urine due à la dilatation de l'urèthre par la copulation. — Vagin double. — Dilatation de ces derniers, — Excision de la cloison. — Grossesses dans les deux utérus successivement.

Femme de 27 ans, bien portante.

Au bout de 10 ans de mariage, elle se plaint de perdre de l'urine à chaque coït. L'examen montre que le coït s'effectuait par le canal de l'uréthre et que le vagin était double.

La dilatation du vagin gauche permet de pratiquer le coït par ce canal. La malade devient bientôt enceinte mais elle fait un avortement au quatrième mois de sa grossesse.

A cette époque, souffrant de douleurs continues dans l'abdomen avec irradiation dans la région lombaire, ayant des pertes blanches très abondantes, elle se présente à l'hopital.

On constate alors, par l'examen local, au niveau du méat urinaire largement béant, une tumeur rouge pâle, grosse comme une noix et recouverte d'épiderme.

Le vagin droit livrait actuellement passage au doigt, le gauche était plus large. Chacun d'eux correspondait à un col et les deux étaient nettement séparés. Cet état fut confirmé par un examen par le rectum et par le toucher vésical.

L'opération fut faite par le professeur Tauffer, la cloison de séparation fut enlevée en totalité. Puis on pratiqua l'excision de la tumeur uréthrale et l'on reconstitua l'orifice uréthral qui était béant.

Deux ans plus tard, la malade devenait enceinte et accouchait normalement à terme.

Par l'examen pratiqué à ce moment, on put constater que les deux utérus avaient été successivement gravides.

Observation VII (*Nébikoff*).

(*Vratch*, Saint-Péterbourg, 1886 ; nº p. 23, 423 ; nº p. 25, 458.)

Parturiente présentant des signes de tuberculose pulmonaire, accouchant toujours spontanément avant terme, d'enfants chétifs qui succombaient rapidement après la naissance. Les deux utérus avaient été successivement gravides,

L'auteur de l'observation pense que les accouchements avant terme doivent être attribués à la tuberculose de la mère et non à la malformation utérine.

Observation VII (*Von Engel*)

(*Archiv f. Gyn.*, 1887, vol. XXIX, p. 43.)

Utérus didelphe avec vulve, vagin, vessie, uréthre doubles.

La parturiente a 30 ans et est primipare. Réglée pour la première fois à l'âge de 26 ou de 27 ans. Le sang commence à s'écouler à chaque menstruation par le vagin droit pour se continuer par le vagin gauche.

Examinée en plein travail, on constate par l'inspection des parties génitales externes, deux vulves unies entre elles par les grandes lèvres. Chaque vulve possède deux petites lèvres bien formées et une grande lèvre externe. Au-devant de chaque vulve se trouve un uréthre conduisant à une vessie bien distincte et bien séparée comme le démontrent le injections intra-vésicales. La symphyse pubienne fait absolument défaut. Le produit de la conception se trouve dans l'utérus droit. Du côté gauche, on constate l'intégrité de l'hymen.

On extrait un enfant vivant, par une application de forceps.

Pendant les suites de couches, on est obligé de pratiquer le cathétérisme du côté droit, tandis que la vessie gauche se vide spontanément. Vers le cinquième jour, il y eut écoulement sanguin par le vagin gauche.

Observation VIII (*Kiderlem*).

(*Zeits. f. Geb. u. Gyn.*, 1888, p. 17.)

Femme âgée de 33 ans, réglée à 16 ans et ayant eu une fausse couche il y avait environ 9 ans. Souffrant de douleurs abdominales depuis trois semaines, elle vint à l'hôpital pour se faire examiner.

On constata l'existence de deux vagins et de deux utérus complètement séparés. Par l'hystéromètre, on put constater l'indépendance absolue des deux utérus. L'utérus droit mesurait 6 centimètres, l'utérus gauche 7 centimètres.

Observation IX (*Strauch*).

(*Cent. f. Gyn.*, 1887, p. 684.)

Expulsion empêchée par la résistance de la cloison vaginale. — Section de cette dernière.

Primipare de 22 ans, réglée pour la première fois à 15 ans. Règles régulières.

On constate, à l'inspection de la vulve, que la tête se trouve coiffée par une membrane qui représente une partie de la cloison intervaginale.

Par le toucher, le doigt introduit du côté gauche en longeant la petite lèvre du même côté, on arrive sur la tête fœtale recouverte de cette cloison; la tête se trouvait maintenue dans cette position depuis deux heures. Pour terminer l'accouchement, il faut sectionner cette membrane sur une longueur de 4 centimètres environ.

A l'examen ultérieur, on trouve un vagin droit bien formé et un vagin gauche petit. A l'aide du spéculum, et de ce même côté, on voit une masse rougeâtre sortant du col et présentant tous les caractères d'une caduque.

Un mois plus tard, la sonde pénètre dans l'utérus droit de 9 centimètres ; dans le gauche, de 7 centimètres. Les deux sondes introduites simultanément ne se touchent sur aucun point.

Observation X (*Las Casas dos Santos*).

(*Zeits. f. Geb. u. Gynäk.* 1888, vol. XIV, pp. 167-170.)

Grossesse développée dans l'utérus droit. — Rétroversion de l'utérus gauche non gravide s'opposant à l'accouchement. — Expulsion facile du fœtus après réduction de la rétroversion.

Secondipare de 28 ans, réglée à 15 ans et ayant eu une fausse couche de 6 mois.

Sa grossesse actuelle arrive à terme; le travail étant trop long, on examine la malade pour se rendre compte de la cause de cette lenteur. Par le toucher, on arrive sur une tuméfaction de la dimension du poing, placée en arrière et à gauche de l'utérus gravide, c'est-à-dire de l'utérus droit. Cette tuméfaction répond à l'utérus gauche qui est en rétroversion. Après la réduction de ce dernier utérus qui est ramené en avant, la tête s'engage, et, trois heures après, l'enfant naît bien vivant.

La malade est examinée avec soin après le travail et on constate que les utérus sont bien séparés et qu'il s'agit bien d'un utérus didelphe.

Observation XI (*Tauffer*).

(*Centr. f. Gyn.*, 1888, p. 236.)

Rétroversion de l'utérus non gravide retardant l'expulsion.

Malade âgée de 38 ans; trois grossesses; première grossesse normale suivie d'un accouchement à terme; enfant vivant se présentant par la tête; deuxième grossesse avec présentation du siège (mode des fesses); troisième grossesse ou grossesse actuelle. Examen en plein travail : on constate, à l'inspection de la vulve, deux orifices conduisant dans deux vagins parfaitement distincts avec deux hymens rompus. Par le toucher, on constate, en arrière et à droite de l'utérus gravide, une masse qui répond à l'utérus vide en rétroversion. Cette disposition rendit le travail beaucoup plus lent. Après l'accouchement, on constate que les utérus sont bien séparés et répondent exactement à la description de l'utérus didelphe. En outre ces deux utérus avaient été tous deux gravides et par conséquent pouvaient être susceptibles de gravidité simultanée et même de superfétation.

Au troisième jour après l'accouchement, une caduque apparaît hors de l'utérus droit ou utérus vide.

OBSERVATION XII (*Althen*).

(*Cent. f. Gyn.*, 1890, p. 711.)

Avortement gémellaire à 4 mois et demi. — Rétention du placenta. — Infection utérine. — Extraction du placenta. — Guérison.

Primipare de 31 ans; réglée depuis l'âge de 14 ans d'une façon toujours régulière. Les dernières règles eurent lieu le 23 mars 1890. Le 2 août, la parturiente expulsa un fœtus mâle de 4 mois et demi. Elle était assistée par une sage-femme et, comme trois heures après la naissance, le placenta n'était pas encore décollé, on fit venir un médecin qui prescrivit 4 grammes d'ergot de seigle. Cette médication n'eut pas d'effet sur l'expulsion du placenta, mais elle amena, le lendemain, l'expulsion d'un fœtus du même âge que le premier. Comme le placenta restait toujours dans la cavité utérine, on fit venir Althen pour pratiquer la délivrance. A ce moment la malade présentait des signes d'infection grave; elle avait une température de 40,4.

Il trouva, à l'examen, deux vagins, d'égale dimension, séparés par une cloison médiane. Par le palper bi-manuel, on trouva un utérus de chaque côté et tous deux indépendants l'un de l'autre. De chaque côté, on sentait l'ovaire. L'extraction du placenta fut faite complètement et la malade guérit.

OBSERVATION XIII (*Rossa*).

(Abst. in *Cent. f. Gyn.*, 1893, p. 623.)

Grossesse développée dans l'utérus droit. — Vagin droit oblitéré à sa partie inférieure. — Déchirure spontanée de la cloison. — Délivrance artificielle.

Secondipare de 24 ans. La première grossesse s'était terminée par un travail facile, 15 jours avant terme.

Elle est envoyée à la clinique gynécologique en vue d'y subir une laparotomie; le médecin qui assistait cette malade ayant fait le diagnostic de grossesse tubaire avec rupture menaçante.

Examinée à la clinique, on constate un utérus développé comme dans une grossesse de 7 mois et demi environ. Le palper fait reconnaître une présentation du sommet qui est engagé dans l'excavation, et ne permet de sentir aucune tumeur devant répondre à l'utérus vide.

L'examen des parties génitales externes semble ne présenter rien d'anormal. Par le toucher, on arrive sur une tumeur sphérique qui donne la sensation de la tête recouverte de parties molles, ces dernières semblant répondre à la cloison de séparation des deux vagins. Le doigt, en pénétrant plus profondément, arrive sur un col ouvert, perméable qui répond à l'orifice externe de l'utérus non gravide. Il semble résulter de cet examen qu'il existe deux vagins : l'un, le droit, se terminant en cul-de-sac inférieurement et dans lequel s'engage la tête fœtale ; l'autre, le vagin gauche, représente le vagin perméable, lequel fait suite à l'utérus non gravide qui se trouve légèrement refoulé à gauche et en arrière par l'utérus gravide. Ajoutons que la cloison de séparation des deux vagins se trouve distendue et refoulée par la tête qui s'en trouve comme coiffée. A ce niveau se trouve une petite ouverture d'un centimètre de diamètre par laquelle le doigt sent l'amnios fortement tendu. Cette ouverture paraît être de date ancienne et c'est probablement par elle que devait se faire l'écoulement des règles de l'utérus droit. C'est à cette disposition qu'il faut vraisemblablement attribuer l'absence d'hématométrie ou d'hématocolpos.

Sous l'influence des contractions utérines la cloison de séparation des deux vagins cède et se déchire. La tête arrive à la vulve, le dégagement s'opère en produisant une déchirure périnéale. Après avoir attendu longtemps, le placenta ne se détachant pas, on est obligé de recourir à la délivrance artificielle. Pour cela, la main est obligée de passer de la vulve dans le vagin droit à travers la fente de la cloison intervaginale.

Le décollement du placenta se fait sans difficulté. En explorant le vagin gauche, on arrive dans la profondeur sur le col de l'utérus gauche qui présente une dilatation de 2 centimètres.

Le toucher combiné au palper permet de constater l'augmentation de volume de cet utérus et en outre l'indépendance absolue de l'utérus droit et de l'utérus gauche. Il s'agit donc encore d'utérus didelphe.

L'intérêt de cette observation réside dans ce fait que, dans une première grossesse qui eut lieu dans l'utérus gauche, tout évolua d'une façon parfaitement normale, tandis que l'autre qui eut lieu dans l'utérus droit, à cause de l'imperforation du vagin droit, donna lieu à une série de difficultés : 1° difficultés de diagnostic puisqu'on crut d'abord à une grossesse extra-utérine; 2° difficultés pendant l'accouchement à cause de l'obstacle apporté par la cloison de séparation des deux vagins et par la nécessité d'une délivrance artificielle.

Observation XIV (*Holzabfel*).

(*Centr. f. Gyn.* 1893, p. 873.)

Vagin gauche oblitéré à sa partie inférieure, et pyocolpos dans sa partie supérieure. — Incision, drainage de cette cavité. — Grossesse dans l'utérus gauche. — Rétroversion de l'utérus droit non gravide s'opposant à l'accouchement spontané et nécessitant la version podalique par manœuvres internes. — Mort de l'enfant pendant l'extraction.

Primipare de 25 ans, réglée à 16 ans. Règles régulières mais douloureuses jusqu'à 20 ans. A ce moment, les règles deviennent très irrégulières, restent douloureuses et s'accompagnent de pertes purulentes. Examinée une première fois, à cette époque, on constate à l'inspection des parties génitales externes que l'hymen est intact; le doigt pénétrant dans le vagin arrive sur le museau de tanche d'un premier utérus, dont l'orifice regarde directement à gauche. Le fond de cet utérus est repoussé en haut et à droite par une masse assez considérable qui fait également saillie sur la paroi latérale gauche de ce vagin. En exerçant une pression sur ce renflement, c'est-à-dire au niveau de la paroi latérale gauche du vagin, on fait sortir, à ce niveau, une goutte de pus.

On pratique l'excision complète de cette paroi, on nettoie la cavité et l'on pénètre alors dans un second vagin, c'est-à-dire dans le vagin gauche fermé à sa partie inférieure. A sa partie supérieure se trouve le museau de tanche d'un second utérus ou utérus gauche. Le fond de cet utérus peut être senti et est situé à gauche. L'orifice cervical très petit ne veut pas se laisser pénétrer par l'hystéromètre.

Quatre ans plus tard, la malade revient accoucher. Examinée, on constate par le palper, une présentation du sommet au détroit supérieur; par le toucher, on arrive d'abord sur un col légèrement perméable et dans la cavité utérine qui est tapissée par une muqueuse épaisse. On sent également le fond de cet utérus, qui est en rétroversion, dans la concavité du sacrum. Cet utérus représente l'utérus droit non gravide. Entre le col de ce dernier, qui est en arrière, et la symphyse pubienne, qui est en avant, on arrive sur le col de l'utérus gauche qui présente une dilatation de 6 centimètres. A la dilatation complète, la tête ne s'engageant pas et étant retenue au détroit supérieur, à cause de l'augmentation de volume et de la rétroversion de l'utérus non gravide, on est obligé de recourir à une version podalique. L'enfant meurt pendant l'extraction. La malade examinée après la délivrance, on constate la séparation absolue des deux utérus. Les suites de couches furent normales.

Observation XV (*Von Ditter*).

(*Cent. f. Gynak.*, 1894.)

Accouchement à terme après déchirure spontanée de la cloison.

La parturiente est primipare. Examinée pendant le travail, on constate une présentation du siège mode des fesses. Il existe deux vagins séparés par une cloison; le vagin gauche un peu plus grand que le droit. Par celui-ci, on arrive sur le col de l'utérus non gravide; par l'autre, sur un col dilaté et sur la partie fœtale représentée par un siège décomplété, mode des fesses. L'accouchement se termine spontanément après déchirure de la cloison, par la naissance d'un enfant vivant.

L'examen vaginal fait pendant les suites de couches qui furent normales, fit constater que les deux utérus étaient indépendants.

Observation XVI (*Tschudy*).

(*Arch. f. Gyn.*, 1895, vol. XLIX, part. 3, p. 471.)

Grossesse dans la moitié gauche d'un utérus didelphe qui était le siège d'hématométrie. — Obstacle à l'accouchement dû à la sténose de l'orifice du col. — Opération de Porro. Guérison.

Primipare de 30 ans. Réglée à 18 ans. Les règles étaient régulières, modérées et primitivement indolores; mais au bout de deux ans la malade souffrit beaucoup à l'approche des règles si bien qu'elle demanda à entrer à l'hôpital. Par l'examen vaginal, on constata un utérus didelphe dont la moitié gauche était le siège d'une hématométrie. Elle fut opérée de cette affection.

A 29 ans, elle devient enceinte. La grossesse évolue jusqu'à terme sans présenter le moindre accident.

L'année suivante, après 3 jours de travail, la malade ne pouvant accoucher spontanément entre de nouveau à l'hôpital.

On constate par le palper que l'utérus gauche, c'est-à-dire l'utérus gravide, reste très contracté, même dans l'intervalle des contractions. A sa droite, se trouve l'utérus vide légèrement augmenté de volume. Par le toucher, on arrive sur les deux cols; celui qui correspond à l'utérus gravide étant à peine entr'ouvert et inextensible.

En présence de la longueur du travail, de l'intensité des contractions qui faisaient craindre une rupture utérine et de l'état d'étroitesse du col, on décide de faire une laparotomie. A l'ouverture de l'abdomen, on trouve l'utérus droit entièrement distinct du gauche et ayant sa trompe et son ovaire insérés au niveau de la corne droite.

On fait l'extraction d'un enfant en état de mort apparente qu'on peut ranimer, mais qui succombe au bout de douze heures.

L'utérus fut amputé selon la méthode de Porro.

Au niveau de la corne gauche de l'utérus didelphe, se trouvaient insérés une trompe et un ovaire; ce dernier contenait un corps jaune.

La malade guérit complètement de son opération.

Observation XVII (*Giles*).

(*Transactions of the Obst. Society of Lond.* vol. XXXVII 1895, p. 301.)

Séparation des deux vagins. — Déchirure de la cloison au moment de l'accouchement. — Douleurs au niveau de la cicatrice qui nécessite l'ablation de la cloison.

Primipare de 31 ans. La malade entra à l'hôpital de Middlesex le 17 août 1895.

Réglée à 16 ans. Règles durant de trois à quatre jours en moyenne et revenant régulièrement tous les mois, en général non douloureuses, excepté les six derniers mois.

Mariée à 24 ans. Six mois plus tard, elle fit un avortement de trois mois et demi. Deux ans après, elle accouchait d'une fille actuellement vivante et bien portante. L'accouchement semble avoir été parfaitement naturel.

Après ses suites de couches, la malade commença à souffrir de douleurs sourdes dans le bas-ventre et, en même temps, on constata au niveau des organes génitaux une membrane qui faisait saillie hors de la vulve et qui n'existait pas avant l'accouchement.

La gène qu'occasionna cette membrane décida la malade à entrer à l'hôpital pour en demander l'ablation.

Examinée à ce moment, on constata qu'un lambeau charnu faisait saillie et qu'il représentait la partie inférieure d'une crête saillante qui s'étendait tout le long de la paroi postérieure du vagin en suivant la ligne médiane.

Sur la parois antérieure existait également une crête médiane.

Ces deux saillies devaient être considérées comme les restes d'une cloison antéro-postérieure divisant le vagin en deux parties, un vagin droit, et un vagin gauche.

L'examen au spéculum montra un premier col avec un orifice cervical externe de multipare; c'était le col de l'utérus qui avait été gravide. A côté de lui, on pouvait voir un deuxième col présentant l'aspect du col des nullipares.

Il fut facile de faire pénétrer l'hystéromètre dans les deux orifices et de constater l'indépendance et la divergence de ces deux utérus.

Cest ce que l'on affirma également par le toucher vaginal combiné à l'examen abdominal.

La crête fut enlevée, la malade quittait l'hôpital le dixième jour, complètement guérie.

OBSERVATION XVIII (*Rossier*).

(*Rev. méd. de la Suisse Romande*, n° 3, p. 159. — Société vaudoise de médecine 1895.)

Utérus didelphe.

Rossier présente l'observation d'une malade qui avorta au second mois de la grossesse et qui présentait un utérus didelphe.

Au toucher et à la vue, on pouvait constater, chez cette femme, le vagin divisé en deux parties par une cloison.

A l'examen bi-manuel, on sentait les deux corps et les deux cols bien distincts.

Une hémorrhagie persistante nécessita le curettage de l'utérus gauche.

Voici quelques autres observations dont nous n'avons pu retrouver que les indications bibliographiques :

SOLMAN. — Utérus didelphys; graviditas (*Medyc.*, Wurz, 1893, XXI, 81, 105).

SIMON. — Un cas d'utérus didelphe, chez une femme qui a eu 7 enfants et chez laquelle la malformation n'avait pas été reconnue. Les deux utérus avaient été successivement gravides (*Centralbl. f. Gyn.*, 1893, p. 1313).

Pour être complet et pour servir à ceux que cela peut intéresser, nons avons cru devoir ajouter les indications bibliographiques d'*utérus didelphe* chez des nullipares, que nous avons réunis au cours de nos recherches.

STAUDE. — Vagin droit fermé dans sa partie inférieure. — Hématomètre de l'utérus droit reconnue après laparatomie et guérie par l'incision vaginale (*Medicinische Rundschau* 1874, vol. II, p. 154. — Abstr. in P. Muller, *Der Sterilitat der The* 1875).

FREUDENBERG. — Hématométrie de l'utérus droit incisé à plusieurs reprises. — Mort par péritonite (*Zeitschr. f. Geb. und. Gyn.*, 1880, vol. V, p. 334).

HEITZMANN. — *Endométrite blennorrhagique des deux cavites utérines de l'utérus didelphe.* — Malformation méconnue et traitement unilatéral, — Guérison après traitement des deux cavités intra-utérines (Vienne, 1884, p. 71).

LAS CASAS DOS SANTOS. — Vagin gauche fermé à sa partie inférieure et siège de pyocolpos. — Incision. Guérison (*Zeitschr. f. Geb. u. Gyn.*, 1888, vol. XIV, pp. 167-70).

KOCHENBURGEB. — *Zeitschr. f. Geb. u. Gyn.*, vol. XXVI, 1893, p. 70).

WERDER. — Hématosalpynx droit et hématomatrie de l'utérus droit.

— Laparotomie et incision vaginale (*Journ. amer. Med. Assoc.*, Chicago, XXIII, 1894).

LOHLEIN. — Hématocolpos du vagin droit, hématocolpos du côté droit. — Hystérectomie abdominale (*Centralbl. f. Gyn.*, 1894, p. 994).

GALABIN. — Utérus didelphe rudimentaire avec absence de vagin, *Trans. of the Obst. Soc. of London*, vol. XXXVII, 1885) observation rapportée par *Giles*.

GALABIN. — Utérus didelphe avec tumeur fibroïde d'un côté (*Trans. of the Obst. Soc. of London*, vol. XXXVII, 1895, p. 301) rapportée par *Giles*.

PEASLEE. — (*Amer Journ. of Obstetr.*, N.-Y., 1876, IX, p. 651).

DODGE. — Utérus didelphys septus et vagina septa (*Tr. Min. M. Soc. S. Paul*, p. 108).

SIBUT. — (*France médicale*, 8 janvier 1897).

PEASLEE, 1879. — Case of uterus didelphys septus et vagina septa. (*Tr. N. Y. obst. soc.* (1876. 8) 1874, 1, 98.)

HALTER. — Publié dans la *Wiener medicinische Presse*. 1892, 33, p. 49, 52. Hematosalpynx avec hématométrie.

VASTEN, 1890. — Sluch. uterus didelphys et vagina septa completa. (*Bol. gaz. Bot.*, Saint-Petersbourg, 1890, I, page 986).

DRUJININ, 1892. — Kazniot uteri didelphys cum vagina septa. (*J. Ak. i, j. bol.*, Saint-Petersbourg, 1892, VI, 239).

CHROSTOWSKY, 1895. — Uber einen Fall von Uterus didelphys et vagina septa infra simplex. Festschrift für Prof. Slawiansky. (*Jahresbericht uber die Fortschritte auf dem gebiete der geburtshilfe und Gynakologie*, Frommel, 1895, page 53).

SABOLOTZKY, 1895. — Vagina septa. Uterus didelphys. Festschrift für Professor Slawiansky. (*Jahresbericht uber von Fortschritte auf dem Gebiete der Geburtshilfe und Gynakologie*. Frommel, 1895, page 53).

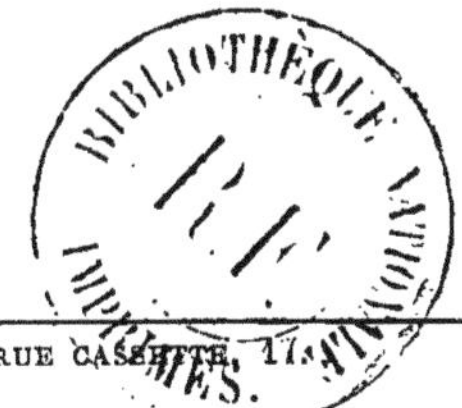

PARIS. — IMPRIMERIE F. LEVÉ, RUE CASSETTE, 17.

www.ingramcontent.com/pod-product-compliance
Ingram Content Group UK Ltd.
Pitfield, Milton Keynes, MK11 3LW, UK
UKHW021046260726
13994UKWH00005B/2372

9 782329 163345